AF461565

CARACTÈRES

DES FIGURES

D'ALEXANDRE LE GRAND

ET DE

ZÉNON LE STOICIEN,

ÉCLAIRÉS PAR LA MÉDECINE,

PAR

LE DR A. DECHAMBRE.

Mémoire lu, pour la première partie, à l'Académie des beaux-arts (Institut de France), le 22 mai 1852.

PARIS,

VICTOR MASSON, LIBRAIRE-ÉDITEUR,

PLACE DE L'ÉCOLE-DE-MÉDECINE.

1852

EXPLICATION DE LA PLANCHE.

ad, ligne médiane de la face (inclinée *par erreur* vers le côté droit), formant un angle aigu avec une verticale élevée du milieu du menton.

de, ligne indiquant la direction générale du cou incliné à gauche, et rencontrant la ligne médiane de la face sous un angle obtus *d*.

e, point correspondant à l'extrémité supérieure du sternum, où viennent converger les deux muscles sterno-mastoïdiens à leur attache inférieure.

b, *c*, attaches supérieures des sterno-mastoïdiens derrière les oreilles.

AVANT-PROPOS.

Cet opuscule devait être plus court.

Destiné à montrer, sur deux figures du *Musée des antiques*, la reproduction d'une difformité bien connue des médecins, il pouvait offrir deux genres d'intérêt : d'une part, en apportant un nouveau témoignage de l'esprit d'observation et de l'extrême fidélité des artistes grecs ; d'autre part, en aidant à déterminer et en complétant la caractéristique des personnages représentés. Ce second résultat suppose, il est vrai, que les personnages sont bien ceux qu'indique le livret. Mais comme c'est là une question de pure archéologie, je ne pensais pas devoir m'y engager. Un nom a été donné à chaque figure ; je le prends pour vrai et j'y attache certains caractères de conformation physique jusqu'ici méconnus. Voilà, me semblait-il, tout mon rôle. Pourtant il m'a fallu changer d'avis, quand je me suis aperçu qu'on établissait une sorte de solidarité entre la question de l'authenticité des bustes et celle de l'existence d'une difformité ; que, par exemple, plusieurs médecins, après avoir constaté avec moi, sur l'Alexandre, un vice de conformation, se refusaient, *pour cette raison même*, à y reconnaître le héros dont la beauté a été prônée par les historiens.

Je supposais aussi qu'il suffirait de rappeler les éléments de la difformité tels que la science les a déterminés, et de les comparer avec ceux de la figure, pour en montrer la similitude. Mais quelques archéologues ou artistes, étonnés de voir l'art grec se commettre à la copie de traits difformes, et pourtant assurés d'avance que l'un des bustes représentait Alexandre, ne consentaient pas facilement à admettre la difformité, si on ne leur expliquait pas comment les irrégularités de la figure ne pouvaient être que le résultat d'un certain trouble apporté dans le développement des parties et non d'une dégradation du marbre ou de toute autre cause analogue.

Ainsi, les uns, parce qu'ils croyaient à une conformation vicieuse.

doutaient de l'authenticité ; les autres, parce qu'ils croyaient à l'authenticité, doutaient de la conformation vicieuse. C'est pour satisfaire ces scrupules opposés que je me suis décidé à rappeler dans une *Introduction* ce qu'on sait de l'authenticité des deux bustes, et à décrire brièvement, dans le cours du travail, le mécanisme de la difformité. Je le répète, l'*Introduction* s'adresse spécialement aux médecins. Les archéologues n'ont pas besoin du secours de mon incompétence : ils n'ont garde, d'ailleurs, de contester l'identité de l'Alexandre ; et l'un des plus célèbres, M. Raoul-Rochette, me disait encore récemment qu'il n'était pas seulement possible de la mettre en question.

Paris, 1er septembre 1852.

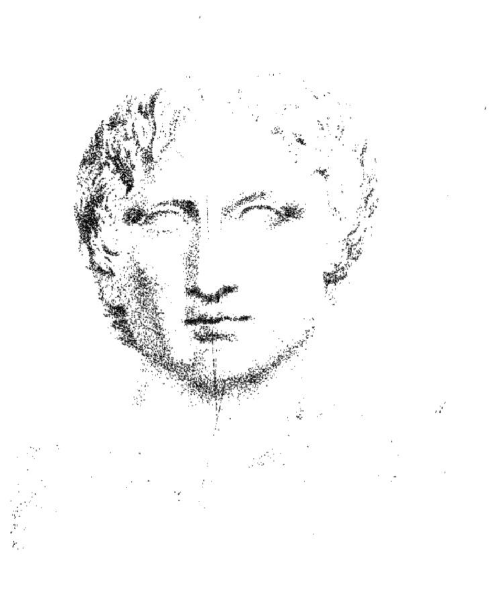

INTRODUCTION.

QUELQUES MOTS SUR L'AUTHENTICITÉ DE L'HERMÈS ALEXANDRE ET DE L'HERMÈS ZÉNON.

I. — HERMÈS ALEXANDRE.

On sait que l'hermès Alexandre, découvert en 1779, et placé au Musée des antiques (salle de la Diane), porte cette inscription : ΑΛΕΞΑΝΔΡΟΣ ΦΙΛΙΠΠΟΥ ΜΑΚΕ... Si certains auteurs, tels que Carlo Fea (1), estiment que les caractères de l'inscription peuvent être rapportés à l'époque même d'Alexandre, la plupart déduisent de l'ensemble du monument : forme de l'inscription, qualité d'exécution, manière, analogie avec d'autres morceaux grecs, la conjecture beaucoup plus raisonnable qu'il est postérieur à cette époque. Il le faut bien d'ailleurs, puisque Lysippe, qui avait seul le droit de représenter le héros par la statuaire, ne travaillait que le bronze, et que le monument est de marbre. L'intervalle, suivant Visconti (2), serait d'environ deux siècles. Comme la Macédoine a été conquise par les Romains un siècle et demi environ après Alexandre, la supputation du savant antiquaire place l'origine du buste au temps où les vainqueurs enlevaient à la Grèce ses œuvres d'art, dont un grand nombre venaient de Lysippe et de ses copistes. Métellus avait emporté de Macédoine les statues équestres des cavaliers tués au passage du Granique, œuvre de Lysippe (3), et l'on faisait collection des portraits du héros lui-même. Il est on ne peut plus certain que, à l'époque fixée par Visconti et beaucoup plus tard encore, les ouvrages de Lysippe étaient communs à Rome. Les témoignages en sont vulgaires. Cicéron (4) parle de la manière de cet artiste, comparée à celle de Myron et de Polyclète, en des termes qui ne permettent pas de douter qu'il ait eu sous les yeux de nombreux moyens d'en juger. La chose est même certaine pour les deux derniers, antérieurs pourtant de plus d'un siècle à Lysippe, car les *Verrines* (5) signalent quelques uns de leurs ouvrages parmi les objets d'art dérobés par le préteur

(1) Winckelmann, *Histoire de l'art*, an II, livre VI, *note*.

(2) *Iconographie grecque*.

(3) Pline, liv. XXXIV.

(4) *De l'orateur*, liv. III, c. 7.

(5) *Seconde action*.

romain. Qui ne connaît l'histoire de l'Apoxiomène, dont Tibère voulut s'emparer et dont le peuple exigea la restitution (1)? Pour ce qui concerne spécialement les images du conquérant, Néron n'avait-il pas fait dorer un Alexandre enfant de la main même de Lysippe (2)? Et ne sait-on pas la manie qu'avait Caracalla, plus de deux siècles après Jésus-Christ, plus de cinq siècles après Alexandre, de remplir la capitale, les villes de l'empire et les camps, des figures du guerrier auquel il se comparait (3)? Toutes ces reproductions supposent des modèles authentiques, et les efforts mêmes de Caracalla pour imiter l'attitude de son héros, s'ils étaient mieux constatés, en seraient une nouvelle preuve.

Si l'on sortait de l'histoire de Rome, on verrait que les images d'Alexandre, copiées à l'infini et sous toutes les formes, répandues à profusion dans presque toutes les parties du monde, sont restées populaires jusqu'à une époque très avancée de la chrétienté; qu'on les portait au cou, aux bras, dans les cheveux, servant ainsi d'amulette ou d'objet de parure, et que les saints évêques employaient en vain leurs exhortations à faire cesser cette pratique païenne. Mais je me borne à rappeler que les portraits les plus authentiques d'Alexandre abondaient surtout en Italie, où ils affluaient des contrées soumises; de même qu'on a vu, presque de nos jours, les chefs-d'œuvre d'Italie et d'Espagne subissant les destinées de la conquête, et amenés, pour ainsi dire captifs, dans la capitale du nouvel empire romain. Or, j'appelle l'attention sur ce qui va suivre. Où a-t-on découvert l'hermès Alexandre? A Tivoli. Dans quel endroit? Dans la villa des Pisons. A quelle époque cela place-t-il la présence du buste à Tivoli? La généalogie connue des Pisons s'échelonne précisément depuis la réunion de la Macédoine aux provinces (un Pison fut consul sept ans plus tard, 133 ans avant J.-C.) jusqu'à la mort de Galba, où *Piso Licinianus*, empereur désigné, fut assassiné presque aussitôt. Les Pisons traversent conséquemment toute cette période où les portraits d'Alexandre arrivent de la Macédoine et de toute la Grèce avec une foule d'ouvrages de Lysippe, et où se placent et l'histoire de l'Apoxiomène enlevé par Tibère, et celle de l'Alexandre doré par Néron. Mais voici un renseignement plus précieux encore. Un des Pisons, *L. Calpurnius Cæsonius*, a été proconsul en Macédoine l'an 57 avant J.-C. En a-t-il rapporté des objets d'art, des statues? Écoutez ce qu'en dit Cicéron : « Après l'avoir connu autrefois pour un fripon cruel, et maintenant comme un *voleur*, connaissez-le, P. C., pour un sordide, un arrogant, un menteur, etc. » Et il l'accuse d'avoir pillé le temple de Jupiter (4). Dans un autre discours (5), il va plus loin encore, et, se déchaînant contre la rapacité du pro-

(1) Pline, liv. XXXIV.
(2) *Id.*, *ibid.*
(3) Voy. Xiphilin et Hérodien, dans l'histoire d'Auguste (collection Nisard, p. 687 et 692).
(4) Discours contre L. C. Pison.
(5) Sur les provinces consulaires.

consul : « Qu'on cite, s'écrie-t-il, un temple dans l'Achaïe, et, dans la Grèce entière, un lieu saint, un bois sacré, où il soit resté *une statue*, *un monument!* »

Ainsi, l'antique du Musée date d'une époque où les Alexandres étaient nombreux, et trop connus pour permettre une supercherie de spéculateur; il vient d'un pays qui, à cette époque, avait dépouillé de ses objets d'art la patrie d'Alexandre ; il était enfoui dans la demeure d'un proconsul qui avait largement contribué à la déprédation : il porte enfin écrit en toutes lettres : ALEXANDRE, FILS DE PHILIPPE LE MACÉDONIEN. Je le demande, y a-t-il dans le Musée beaucoup de figures dont on puisse retrouver l'origine avec un tel faisceau de lumières, avec une telle convergence de tous les documents ? Et il faut encore ajouter, ce dont on aura la preuve dans le cours du travail, que la figure elle-même vient mettre le comble à ces garanties d'authenticité, par une parfaite conformité entre le port du cou et l'attitude signalée chez Alexandre par les historiens.

II. — HERMÈS ZÉNON.

Reconnaissons-le tout de suite, en ce qui concerne le Zénon (salle des cariatides), la situation est bien différente. Ce qui ne formait, pour la première figure, que le complément de garanties nombreuses, c'est-à-dire la concordance de l'attitude avec les relations des biographes, est, pour celle-ci, la seule marque sérieuse d'authenticité. Pas d'inscription ; pas de notions précises sur l'origine ; pas de présomptions un peu plausibles, non seulement sur l'auteur de l'antique, mais encore sur l'auteur du portrait primitif dont l'antique, d'exécution médiocre, n'est vraisemblablement qu'une copie. C'est Visconti qui, examinant un marbre du musée Clémentin, semblable (sauf quelques différences qui seront signalées) à celui du Musée de Paris, y reconnut les traits de la figure de Zénon le Stoïcien, tels que nous les ont transmis les historiens. Diogène Laërce (1) rapporte, d'après Timothée l'Athénien, que Zénon *penchait le cou d'un côté*, et ajoute qu'il avait *la face plissée*. Sidoine Apollinaire (2) dit aussi qu'il avait *le front contracté*. Or, ce sont bien là les caractères du buste du Musée. On peut ajouter en toute assurance que ce morceau en marbre pentélique est grec; que la manière dans laquelle il est exécuté le place à peu près à la même époque que l'hermès Alexandre ; que les portraits de Zénon, à qui des statues ont été élevées de son vivant en Grèce, et spécialement à *Cittium*, sa ville natale, ont dû être souvent reproduits ; enfin, que ses images ont été longtemps en grand respect, si l'on en juge par ce trait de Caton d'Utique, qui, lors de l'expédition de Chypre, 65 ans avant Jésus-Christ, n'excepta d'une vente publique qu'une statue de bronze du philosophe (3).

(1) *Vie des philosophes.*

(2) L. IX, lettre 9.

(3) Pline, liv. XXXIV.

Voilà à peu près tout ce qu'on peut dire de l'authenticité du Zénon du Vatican et de celui de Paris. Aussi Visconti se borne-t-il à regarder cette authenticité comme *presque certaine* (1). Dès lors, ces deux morceaux ne sauraient offrir, au point de vue archéologique, le même intérêt que l'Alexandre. Pour le conquérant, on peut chercher dans les dispositions de la figure l'explication anatomique et physiologique de l'attitude empiriquement signalée dans les biographies, parce que l'identité du personnage se tire d'une autre source. Pour le philosophe, on n'y est pas aussi formellement autorisé, et la constatation d'une difformité sur le marbre qui porte son nom ne dépose directement que de la science et de la minutieuse fidélité de la statuaire grecque.

Comment, dit-on, des artistes qui cherchaient, de toute la puissance de leurs facultés, de toute la grandeur de leur génie, le beau idéal, descendre à la copie d'une difformité ? Oui, et il n'y a rien là qui doive étonner. On commet une grave erreur quand on prête à l'art grec un culte aussi exclusif. Le fait est contre cette supposition ; car les musées d'Europe renferment de précieuses études de la nature difforme, et j'aurai peut-être à en signaler de très inattendues. L'histoire ne la dément pas moins formellement. Quintilien dit de Lysippe notamment, qu'*il savait admirablement reproduire la réalité* (2). Plutarque vante plus spécialement son talent à bien rendre le port du cou d'Alexandre ; et il ajoute que plusieurs de ses successeurs s'étaient appliqués à l'imiter en cela (3). Les artistes grecs, pour me servir d'une expression consacrée, *faisaient vrai*, en même temps qu'ils *faisaient beau*. En nourrissant un exquis sentiment de l'idéal, ils avaient du réel une notion profonde. Et ceci explique comment ils ne craignaient pas de reproduire trait pour trait, quelque irrégulières qu'elles fussent, les figures des plus grands personnages. La difformité d'Alexandre n'était peut-être pas aussi prononcée qu'on le voit sur l'hermès ; il est possible que le copiste l'ait un peu exagérée (4) ; mais le portrait, tel qu'il est, reflète encore très bien les deux qualités dominantes de la statuaire grecque, dans l'expression d'une beauté mâle et vigoureuse, et dans la copie très exacte d'une difformité *que les savants de nos jours ne connaissent bien que depuis une quinzaine d'années.*

(1) *Iconographie grecque.*

(2) *Instit. orat.*, lib. XII, cap. 10.

(3) *Vie d'Alexandre.* Voy. aussi la note 19 de l'édition Ricard.

(4) La possibilité d'une telle exagération est confirmée par l'examen comparatif des deux bustes de Zénon. Sur celui du Vatican, si la gravure de Visconti est exacte, l'inclinaison de la tête est beaucoup plus forte que sur celui de Paris, et portée même à un degré presque impossible.

CARACTÈRES

DES FIGURES

D'ALEXANDRE LE GRAND

ET DE

ZÉNON LE STOICIEN,

ÉCLAIRÉS PAR LA MÉDECINE.

I. — FIGURE D'ALEXANDRE (1).

La caractéristique de la figure d'Alexandre a été l'objet de nombreux et savants commentaires. Lors de la découverte de l'hermès du Musée, l'intérêt redoubla, le monument fut étudié avec un soin minutieux, mais seulement en vue des caractères depuis longtemps admis, tels que : le port de la tête (au sujet duquel règne, comme on va voir, une grande confusion); la disposition des cheveux, séparés sur le front et rejetés sur les côtés et en arrière ; l'empreinte circulaire, attribuée par les uns au casque, par les autres au diadème persan, etc. Le but du présent travail est de montrer que le monument du Musée fournit à l'interprétation artistique un élément jusqu'ici méconnu et que des notions de l'ordre médical pouvaient seules permettre de

(1) Je dois dire ici que, depuis ma lecture à l'Institut, j'ai ajouté à ce travail quelques développements dans le but de répondre à des objections ultérieurement produites, et de donner certains éclaircissements nécessaires à l'intelligence des faits. L'étude du Zénon est aussi tout à fait nouvelle.

découvrir. L'hermès Alexandre présente les signes évidents de la difformité dite *torticolis*, et d'un torticolis dont il est facile de déterminer l'espèce.

Voyons d'abord ce que disent les auteurs relativement aux dispositions anatomiques de la figure.

Presque tous signalent une inclinaison *à gauche*, les uns attribuant cette inclinaison au *cou*, les autres à la *tête*, sans paraître se préoccuper de la différence. Visconti (1), ce savant d'une observation si fine et si exacte, non seulement indique cette attitude de la *tête*, mais encore cherche à l'expliquer. Ayant remarqué un relief allongé, en effet très apparent, dans la direction du muscle sterno-mastoïdien gauche : « Ce muscle du cou, ainsi gonflé, dit-il, oblige la tête à se porter vers l'épaule. » Et la citation de Plutarque qui vient ensuite prouve qu'il entendait parler de l'épaule gauche. Dans le *Musée Bouillon* (2), le texte constate un *mouvement sensible de la tête vers l'épaule gauche*. M. de Clarac (3) se sert de ces expressions : *le cou est tant soit peu penché vers l'épaule gauche*. Quant au *Musée Filhol* et au *Musée Landon*, bien que contenant la gravure de l'hermès, ils ne disent rien de l'attitude de la tête et du cou.

Deux auteurs seulement, que je sache, fournissent des indications différentes : ce sont Carlo Fea et Petit-Radel. Dans les notes qu'il a jointes à l'*Histoire de l'art* de Winckelmann (4), Carlo Fea, combattant l'opinion de Winckelmann sur certains caractères de la figure d'Alexandre, dit que la *tête* de l'hermès s'incline *à droite ;* mais il voit dans cette attitude une flatterie de l'artiste qui aurait porté la tête à droite pour être plus sûr de corriger l'inclinaison naturelle à gauche. « C'est par cette raison, ajoute-t-il, qu'on aperçoit une légère grosseur au cou, du *côté gauche*, qui fait pencher la tête du *côté opposé*. » Petit-Radel, dans le *Musée français* des Piranèse (5) s'exprime de la manière

(1) *Iconographie grecque*.

(2) Tome II.

(3) *Description des antiques du Musée*, in-12.

(4) En trois volumes, an XI. Voy. le livre VI.

(5) Tome III.

suivante : « Ce buste ne rend pas évidemment le caractère assigné par Plutarque ; au contraire, le mouvement des muscles indique plutôt une inclinaison de la *tête* sur l'épaule *droite ;* mais Apulée a peut-être mieux exprimé que Plutarque cette habitude de la tête par ces mots : *Gratia relicinæ frontis*, ce qui veut dire proprement et seulement l'action de rejeter la tête en arrière. Or cette action n'oblige pas de la porter à droite plutôt qu'à gauche (1). »

Le désaccord des opinions ne saurait être plus grand. Pour les uns, l'inclinaison a lieu à gauche ; pour les autres, à droite ; celui-ci place l'inclinaison au cou, celui-là à la tête. L'origine de cette confusion deviendra tout à l'heure évidente. Qu'on veuille bien seulement se rappeler que, pour les auteurs qui ont noté l'inclinaison à droite, c'est la *tête* qui s'incline sur le cou. Qu'on n'oublie pas non plus l'interprétation qu'ils donnent de ce mouvement. — Carlo Fea suppose que la tête penchait réellement à gauche sur le modèle, et qu'elle a été portée à droite par l'artiste. — Petit-Radel estime que la tête d'Alexandre ne penchait peut-être ni à gauche ni à droite, et que Plutarque a pu se tromper.

Préliminaires anatomiques, physiologiques et pathologiques.

Avant d'exposer ce que je crois être les vrais caractères du buste, il est indispensable d'entrer dans quelques détails d'anatomie, de physiologie et de pathologie. (Voy. la figure.)

Une partie des mouvements de la tête s'exécutent à l'aide de deux muscles appelés sterno-cléido-mastoïdiens, qui, partant de la partie supérieure du sternum et de l'extrémité interne des clavicules (*e*), vont, en divergeant, s'attacher derrière les oreilles aux apophyses mastoïdes (*b* et *c*), limitant ainsi un espace triangulaire à sommet inférieur. Dans l'état physiologique, ces muscles n'agissent guère sans que d'autres muscles du cou, particulièrement ceux de la partie postérieure, se contractent éga-

(1) Cette citation d'Apulée est extraite des *Florides*, p. 114 de l'édition de la collection Nisard.

lement par une action synergique, pour concourir à la détermination de l'attitude. Mais l'action propre des muscles sterno-mastoïdiens peut être isolée par la pensée, et voici en quoi elle consiste : chacun d'eux incline la tête vers l'épaule correspondante et fait tourner la face du côté opposé. Ainsi, sous l'action isolée du sterno-cléido-mastoïdien droit, la tête se penche à droite et la face se tourne à gauche ; sous celle du sterno-cléido-mastoïdien gauche, la tête se penche à gauche et la face se tourne à droite. A ces deux mouvements principaux se joint une légère flexion en avant. La contraction simultanée des deux muscles entraîne la tête dans ce dernier sens directement, sans inclinaison latérale et sans rotation. *Le centre de tous ces mouvements est situé à l'articulation de la tête avec le cou* (1).

Imaginez maintenant que, sous l'influence d'un état morbide, l'un des deux muscles devienne plus court que l'autre, les directions que nous venons de voir imprimées à la tête par la contraction normale vont devenir permanentes. C'est précisément ce qui arrive chez certains individus, et il en résulte une espèce particulière de *torticolis*. Alors, dans l'attitude habituelle du sujet, la tête est inclinée latéralement et penchée en avant ; la face regarde un peu à gauche ou à droite. Si la maladie est de naissance, comme c'est l'ordinaire, ou seulement antérieure à la fin de la croissance, le muscle affecté ne s'allongeant pas avec l'âge dans la même proportion que le muscle sain, et sa brièveté relative augmentant toujours, la position de la tête devient de plus en plus vicieuse. Bientôt le cou se dévie à son tour par un mécanisme facile à comprendre. Si la tête est mobile sur le cou, le cou est lui-même mobile sur le tronc. Lors donc que la tête est inclinée sur un côté, elle presse obliquement sur l'extrémité supérieure de la tige osseuse du cou ou *colonne cervicale*, et la repousse en sens inverse. Par exemple, la tête étant supposée

(1) Chaque muscle sterno-mastoïdien entraîne la tête de son côté, parce que son insertion supérieure est plus externe que l'inférieure ; il fait tourner la face du côté opposé, parce qu'il s'insère en arrière de l'articulation de la tête avec le cou ; il fléchit la tête en avant, parce qu'il passe et va s'insérer au-dessus du plan de cette même articulation.

inclinée à droite par suite du raccourcissement du sterno-cléido-mastoïdien du même côté, la colonne cervicale sera poussée à gauche, et s'inclinera conséquemment sur l'épaule correspondante; elle sera en même temps un peu portée en avant. Alors même que le raccourcissement musculaire n'est pas assez fort pour produire directement cette déviation du cou, le sujet l'opère lui-même instinctivement. Pour diminuer la gêne incessante à laquelle il est soumis, il cherche à rapprocher les deux attaches du muscle raccourci pour le relâcher, et il ne peut le faire qu'en le plaçant plus ou moins dans la verticale, c'est-à-dire en ramenant le cou du côté opposé à l'inclinaison de la tête. Il aide encore au relâchement musculaire, en inclinant le cou en avant.

Nous venons de supposer, pour plus de simplicité, que les mouvements du cou se passent tout entiers à son union avec le tronc, comme si la colonne cervicale était une tige inflexible pivotant sur sôn extrémité inférieure. Mais il n'en est pas ainsi dans la nature. La tige osseuse du cou est composée de pièces articulées (*vertèbres cervicales*), mobiles les unes sur les autres. Qu'en résulte-t-il? que cette tige, comprise entre les deux points d'insertion du muscle malade, bridée par le raccourcissement de ce muscle, en même temps qu'elle s'incline à sa base vers l'épaule opposée, se dispose en une courbe dans la concavité de laquelle se tend la corde musculaire. En fin de compte, si l'on imagine un seul axe passant par le cou et la tête, cet axe décrit un arc de cercle incliné à son extrémité inférieure vers une épaule, et brisé à l'autre extrémité par l'inclinaison brusque de la tête sur le cou. Le muscle qui forme la corde de l'arc se soulève habituellement sous la peau, près de l'attache inférieure; le muscle du côté opposé, passivement soulevé sur la convexité, forme un relief d'une tout autre apparence, plus large et comme étalé.

Mais la difformité ne s'arrête pas là. Le cou ne peut pas s'incliner sur une épaule sans agrandir transversalement l'épaule du côté opposé; et cet agrandissement ne peut avoir lieu à son tour sans que la peau se tende suivant une ligne allant de la tête au sommet de l'épaule, oblique conséquemment de haut en bas et de dedans en dehors. Dans les torticolis très prononcés, la peau va jusqu'à se soulever et former une sorte de pont entre les deux points indiqués. Or cette tension de la peau, *qui correspond toujours*, comme on voit, au côté où la *tête* s'incline, a pour effet de soumettre la face de ce côté à une pression continue, ou, pour mieux dire, à une *traction* qui tend à abaisser tous les traits en même temps qu'à les déprimer. Voici dès lors ce qui arrive. Toute la demi-face se rétrécit graduellement en tout sens; l'orbite, la pommette descendent sensiblement. La réduction ne porte pas seulement sur la grandeur, mais encore sur la profondeur; les parties molles deviennent moins épaisses; on aperçoit mieux sous la peau les reliefs osseux; les os eux-mêmes diminuent de volume: on reconnaît, en un mot, une atrophie progressive de toutes les parties constituantes de la région (1).

Caractères réels de l'hermès Alexandre.

Ces notions étant bien présentes à l'esprit, qu'on veuille bien analyser minutieusement les caractères de l'hermès, et l'on va s'en rendre compte avec une extrême facilité. (Voyez la figure.)

1° La tête est visiblement inclinée à angle du côté droit. Le cou est, au contraire, incliné à sa base vers le côté gauche. La lettre *d* indique l'angle que forment en se rencontrant la ligne médiane de la face (*ad*) et une ligne (*de*) marquant la direction générale du cou (2). Celui-ci forme, en outre, dans toute sa longueur, une légère courbe dont la convexité est tournée à gauche. Il résulte de cette courbe, dans laquelle les pièces de la tige

(1) C'est à M. le docteur J. Guérin qu'on doit la plus grande partie de ce qu'on sait sur les caractères du torticolis et le mécanisme de sa formation; plus particulièrement les notions relatives aux inclinaisons alternes de la tête et du cou, et à l'atrophie de la face sous la pression continue de la peau. Ce m'est une vraie satisfaction d'ajouter qu'ayant examiné avec moi l'hermès, il y a reconnu, selon son expression, un *très bel exemple* de torticolis.

(2) On est prié de rectifier par la pensée la direction de ligne *ab*, qui incline légèrement à droite au lieu de passer très exactement par le milieu de la face.

osseuse se déploient comme en éventail (1), que ce côté du cou présente plus de hauteur que celui du côté opposé ; différence rendue plus apparente encore par l'inclinaison de la tête, qui semble continuer l'incurvation cervicale. En mesurant avec un compas l'intervalle qu'il y a verticalement entre l'extrémité inférieure, ou *lobule* de l'oreille, et une ligne horizontale fictive marquant la racine du cou et la naissance des épaules, on trouve :

Pour le côté gauche. . . . . 0.109mm.
Pour le côté droit. 0.090

Ces deux inclinaisons alternes de la tête sur le cou et du cou sur l'épaule se balancent de telle sorte que la ligne médiane de la face est à peu près ramenée à la perpendiculaire. Cependant une verticale élevée du milieu du menton forme encore, comme on peut le voir sur la figure, un angle très aigu avec la ligne médiane de la face *ad*. Par suite de l'inclinaison de la colonne cervicale, la tête et le cou sont déjetés à gauche d'une verticale passant par le milieu de la poitrine, ou, pour plus de précision, par le point de réunion des deux sterno-mastoïdiens, à leur attache inférieure (*e*). On reconnaît très bien la même disposition en arrière, si l'on élève une verticale de la partie inférieure et médiane du cou ; on voit également que l'épaule droite, par suite du déjètement du cou à gauche, est un peu plus large que celle du côté opposé. Enfin, le cou est notablement penché en avant, ce qui est surtout appréciable quand on regarde la figure de profil.

2° Tout le côté droit de la face a subi une réduction. La tempe correspondante est plus plate qu'à gauche ; la pommette moins arrondie, plus raboteuse ; on sent plus, sous la chair, la proximité d'une surface osseuse ; le bord inférieur de ce côté de la mâchoire est aussi plus saillant. L'œil droit est plus superficiellement situé que le gauche, en d'autres termes, plus rapproché du plan superficiel de la face. Le creux demi-circulaire qui, à gau-

(1) Voy. la gravure, page 33.

che, embrasse la paupière inférieure, est presque effacé à droite, et remplacé par un méplat.

Cette atrophie de la demi-face droite est rendue manifeste par les mesures qui suivent :

	à gauche.	à droite.
De l'angle externe de l'œil au bord de la mâchoire inférieure, en ligne verticale	0.114mm.	0,108mm.
Du lobule de l'oreille à l'aile du nez	0.115	0.107
Du lobule de l'oreille à la partie moyenne et inférieure du menton	0,142	0.130

Le côté droit porte, en outre, des signes évidents de la traction des traits de haut en bas ; l'orbite est d'une très petite quantité, il est vrai, mais d'une quantité appréciable, situé plus bas que le gauche ; l'abaissement de l'oreille est extrêmement prononcé. Ces deux dispositions ne sauraient être rapportées au léger déjètement de la tête ; car elles restent visibles encore, alors que, par la pensée, on se représente la tête replacée dans la rectitude.

Le cou, indépendamment de son inclinaison et de sa courbure, présente aussi quelques déformations. Le côté gauche est plus arrondi, plus gros que le droit ; on y remarque, dans une direction oblique de bas en haut, de dedans en dehors et d'avant en arrière, un relief allongé qui correspond évidemment au trajet du sterno-cléido-mastoïdien, et que la gravure montre assez bien ; le muscle du côté droit est sensiblement moins oblique. Pas de saillie bien appréciable, ni sur son trajet, ni à sa partie inférieure ; mais il faut dire que l'attache de ce muscle est traversée par la ligne sinueuse d'un raccordement dont il sera question tout à l'heure.

Confirmation des caractères par les gravures publiées.

Voilà très exactement les caractères physiques de la figure. Chacun pourra les vérifier ; mais il n'y a pas d'exagération à dire qu'ils le sont dès à présent, du moins en grande partie. Chose remarquable, en effet, dans les publications qui contiennent des gravures de l'hermès, la tête et le cou présentent très visiblement les inclinaisons signalées tout à l'heure, alors même que le texte les passe sous silence ou indique des inclinaisons en sens contraire. Dans Winckelmann et le *Musée des antiques* des Piranèse, où le texte signale bien l'inclinaison de la tête à droite, mais ne dit rien de celle du cou, on voit distinctement le cou penché sur l'épaule gauche et dessinant une légère courbe pour rejoindre la tête penchée à droite. Ces deux inclinaisons inverses, ainsi que la courbure, sont très bien représentées dans Visconti, qui écrit pourtant que *la tête est déjetée du côté gauche*, et ne dit rien de la direction du cou. Même remarque sur le *Musée Bouillon*. Dans le *Musée Filhol* même, malgré l'exiguïté des proportions, toutes ces attitudes sont indiquées. Enfin, il n'est pas jusqu'aux *Annales de Landon*, où la figure, gravée au trait et vue de profil, ne laisse apercevoir le seul caractère qui puisse être appréciable dans cette position et sur un si petit modèle, à savoir, l'inclinaison du cou en avant.

Bien plus, il n'est pas impossible de reconnaître sur quelques gravures, sinon la réduction de la demi-face droite, au moins l'expression particulière des traits de ce côté. On ne peut rien tirer, sous ce rapport, des figures posées de trois quarts et où le raccourci porte sur le côté droit, encore moins des profils qui ne montrent que le côté gauche. Mais l'une des deux gravures de l'*Iconographie grecque* (le profil), rend très bien le caractère osseux et comme ratatiné de la pommette droite. La gravure du *Musée Bouillon*, où la figure est vue de face, inférieure en tout à celles de Visconti, est beaucoup moins heureuse sous ce rapport.

Objections. — Réfutation.

J'arrive aux objections qui ont été ou peuvent être faites contre ma manière de comprendre le buste. Elles se résument comme il suit :

1° Le monument a été trouvé fracturé. Le cou était séparé du tronc ; plusieurs parties ont été restaurées (1). N'est-ce pas là une des causes des irrégularités signalées?

(1) Le cou et le tronc ont été en effet raccordés. Au tronc, la partie antérieure est

2° Le marbre, enfoui pendant tant de siècles, a été corrodé par l'action des eaux et de la terre, et le modelé primitif de la figure a été altéré. La réduction du côté droit de la face n'est-elle pas simplement le résultat de cette dégradation?

3° Enfin, le défaut d'ensemble des diverses parties de la figure ne peut-il pas être rapporté à une maladresse de l'artiste?

Aucune de ces objections ne peut se soutenir devant un examen attentif de la figure.

1° Il est d'abord manifeste que le raccordement du cou avec le tronc ne peut être accusé des altérations *de forme* notées dans les parties situées au-dessus. L'ajustement le plus vicieux n'expliquerait en aucune façon l'incurvation latérale du cou, la saillie anormale du muscle sterno-mastoïdien gauche, l'inclinaison de la tête et toutes les déformations de la face. Je l'ai dit dans une réunion archéologique, le morceau supérieur, comprenant sans la moindre solution de continuité la tête et le cou, eût-il été placé sens dessus dessous, la *déformation* de toutes les parties qui y sont comprises n'en aurait pas moins conservé sa signification propre. Un seul élément important de la difformité aurait pu être simulé par un raccordement inhabile, c'est l'inclinaison du cou sur l'épaule gauche; mais il aurait fallu, pour cela, que la fracture se fût faite juste à la base du cou, ou au-dessus, et que quelque fragment eût été enlevé à l'un des deux tronçons. Or, si l'on veut bien y regarder de près, on verra que le morceau supérieur se termine, à gauche, un peu au-dessous de la racine du cou, et qu'il comprend à droite *la naissance de toute l'épaule;* disposition qui suffit parfaitement pour donner la direction générale du cou relativement aux épaules, telle qu'elle devait être avant la fracture.

Quant à l'élargissement de l'épaule droite, c'est à tort également qu'on en accuserait la restauration. Cette épaule est moderne, à la bonne heure; mais l'artiste a dû nécessairement la

antique, à l'exception toutefois de petites pièces rapportées vers la naissance de la poitrine; la partie postérieure et les épaules sont modernes. A la face, il n'y a de moderne que le nez et une grande partie de la lèvre supérieure; quelques lacunes dans les sourcils ont été comblées par un mastic.

conduire, comme à gauche, jusqu'au côté latéral du buste proprement dit, ou de la gaîne. Pourquoi, sur l'antique, la partie droite du buste est-elle plus large que la gauche? Voilà la vraie question. Mais je sais trop combien peut être arbitraire la coupe d'une gaîne pour essayer de tirer parti de cette circonstance.

J'ajoute enfin que nulle part la restauration n'a pu affecter les dimensions dont la mesure a été donnée plus haut. Ce que je viens de dire des rapports du tronc avec les parties supérieures le prouve assez pour ce qui concerne la hauteur respective des deux côtés du cou. Il en est de même de la réparation du nez relativement à la mensuration de la face; car une petite partie de l'aile droite est conservée sur l'antique, et il est facile de s'assurer que l'aile gauche, dont la racine a été respectée, occupe la position voulue. D'ailleurs, l'asymétrie des deux côtés de la face est si prononcée, qu'il ne viendra à l'esprit de personne de la mettre en doute.

2° Cette asymétrie ne provient pas davantage d'une érosion du marbre. Et d'abord, j'émettrai une opinion qui pourra sembler étrange, parce qu'elle contredit à peu près tout ce qui a été dit sur ce point depuis la découverte de l'hermès: c'est que le côté *droit* (le côté réduit) de la face est peu altéré et l'est même moins que le gauche. On comprend très bien que, déterrant une figure qui portait des stigmates évidents de l'action du sol et dont la face était appauvrie d'un côté, on n'ait vu dans cet appauvrissement qu'un degré plus avancée de la dégradation générale. L'explication était trop naturelle. Mais un examen dégagé de toute idée préconçue montre de la manière la moins douteuse que les divers accidents de la demi-face droite, principalement dans la région de la pommette, se fondent en un modelé très fin, très vrai, ayant l'expression d'une réalité vivante et que ne saurait jamais produire le travail capricieux d'une dissolution. Les quelques traînées saillantes, boursouflées, qui descendent le long de la joue, ne sont rien en comparaison des inégalités de même nature et aussi saillantes, dont la demi-face gauche est en quelque sorte criblée. Si les traînées du côté droit représentent, comme on le dit, des restes de l'ancienne surface du marbre, que représentent-elles du côté gauche ? Au fond, l'explication serait encore vicieuse ; car elles n'ont nulle part un relief proportionné au degré de la déformation. Il est beaucoup plus probable que les aspérités qui, à droite, je le répète, sont voisines de parties fort bien conservées, sont uniquement des dépôts laissés par les eaux du sol, de véritables incrustations, ou bien des effets de la délitescence à laquelle est sujet le marbre pentélique. Il est d'ailleurs une partie de la face où se trouve pour ainsi dire écrite la preuve que l'appauvrissement n'est pas subordonné à la dégradation : c'est le menton. On y voit très bien conservées, sur la ligne médiane, de ces saillies arrondies qui résultent de la mise *aux points* des figures, et comme en portent beaucoup de marbres du Musée. Cette partie est donc bien conservée : néanmoins, le côté droit du menton est fuyant, tandis que le côté gauche a une forme arrondie (1).

Ces raisons sont déjà suffisantes ; mais il y en a bien d'autres. Supposez que l'érosion ait été, en effet, profonde. Elle a pu réduire dans ses dimensions et dans son relief le côté droit de la face ; elle ne peut en avoir *rapproché* les différentes parties. C'est l'opposé qui a dû avoir lieu ; en sorte que le fait de l'érosion, loin de déposer contre l'existence d'une déformation organique, en est au contraire un nouveau témoignage. En effet, supposez une figure dont les deux côtés soient parfaitement harmoniques. Grattez un des côtés de la face et du cou ; la ligne qui sépare le cou des épaules va être portée un peu plus bas ; celle qui limite le lobule de l'oreille va remonter ; et la distance de l'une à l'autre sera devenue plus grande que du côté opposé. Or, sur l'hermès, elle est plus petite. La ligne moyenne du menton n'aura pu se déplacer ; et comme le bout inférieur de l'oreille aura reculé, la distance entre les deux points sera encore agrandie. Or, elle est positivement diminuée sur l'hermès. Comment expliquer encore, par la détérioration du marbre, la position

(1) Le faible degré de la dégradation générale du monument n'a pas toujours été méconnu. Visconti reconnaît que *les formes n'ont pas été altérées ;* et Carlo Fea dit expressément que « le visage *est bien conservé*, à l'exception du nez qui est cassé et de la peau *qui est un peu usée.* »

plus superficielle de l'œil droit par suite de la dépression du plan osseux de la face? Comment les eaux auraient-elles rongé à ce degré le bord de l'orbite sans toucher au globe de l'œil, sans toucher même aux paupières, qui sont aussi bien conservées que celles du côté opposé? Comment un simple appauvrissement de la forme aurait-il fait *descendre* l'appareil oculaire aussi bien que l'oreille? Comment, enfin, celle-ci serait-elle aussi entière, aussi bien attachée que l'oreille gauche?

Aucune explication possible dans le système de la dégradation. Rien de plus simple, au contraire, dans celui de l'atrophie. L'atrophie, en effet, qui n'attaque pas les parties seulement à la surface comme fait l'érosion, mais les atteint dans leur profondeur; qui porte à la fois sur la peau, sur les muscles, sur les os; qui réduit toutes les dimensions à la fois; l'atrophie, frappant la face, en rapproche nécessairement les différents traits. L'érosion agit comme le grattage; l'atrophie, comme une pression exercée sur tous les points d'un corps réductible. Et comme elle résulte ici de la pression de la peau, on comprend très bien que l'œil, soustrait à cette action, garde sa place pendant que le plan de la face recule, et c'est de cette manière qu'il devient plus superficiel.

3° Reste cette supposition que les irrégularités de la figure sont dues à l'inhabileté de l'exécution. Le premier grief à faire valoir contre une telle opinion est qu'elle donne un démenti formel aux plus illustres artistes ou archéologues qui ont rapporté l'Alexandre aux meilleurs temps de la statuaire grecque, Mengs, Winckelmann, Visconti et tant d'autres. Aucun d'entre eux sans doute n'en avait méconnu les irrégularités; mais, les attribuant à l'enfouissement prolongé, ils ne se sont arrêtés qu'à la pureté des lignes, à la belle et forte expression du visage, à tout ce qui caractérise enfin la manière grecque. Et ce sont précisément ces grandes qualités de l'œuvre qui ne permettent pas de faire intervenir dans l'explication de quelques particularités la maladresse de l'artiste. Qu'on réfléchisse donc à ceci : les défauts d'ensemble, la différence de grandeur entre les deux côtés de la face, la différence de niveau entre les deux yeux, la différence de longueur et de conformation entre les deux côtés du cou, forment un tel amas d'irrégularités que, si elles étaient toutes le fait de la maladresse, elles en supposeraient une rare, inouïe, impossible, qui se traduirait dans les moindres parties de l'œuvre. Le dernier élève de nos écoles n'en commettrait pas de pareilles. Il pourrait bien placer un œil trop haut ou trop bas, ou ne pas arrondir assez la pommette; mais il ne descendrait pas à un tel oubli de toutes les proportions.

On a dit aussi que la base du buste n'avait pas été taillée d'équerre. En effet, le buste penche très légèrement à gauche; mais pour comprendre que cette disposition n'a pu influer en rien sur les caractères de la difformité, il n'y a qu'à se reporter à ce qui a été dit tout à l'heure au sujet du raccordement du cou.

Mais voici une observation capitale et qui s'applique également aux objections précédentes. Le hasard ne fait pas ainsi un torticolis. Dans une difformité complexe comme celle-là, se fondent un grand nombre de caractères qui lui appartiennent en propre sans pouvoir appartenir à aucune autre; qui se subordonnent réciproquement, celui-ci engendrant celui-là, l'inclinaison de la tête amenant l'inclinaison du cou, l'inclinaison du cou la courbure de la tige osseuse et la traction de la peau, la traction de la peau l'atrophie de la face, etc.; de telle sorte qu'il serait aussi difficile, pour ne pas dire plus, de représenter un torticolis sans le savoir, que de faire le portrait d'une personne qu'on n'aurait jamais vue. Or, non seulement l'Alexandre offre l'image d'un torticolis, mais il en exprime les particularités les plus minutieuses et les plus délicates. Si le travail était d'une main inhabile, cela ne prouverait qu'une chose, l'accentuation singulière de la difformité, puisque l'inhabileté même l'aurait reproduite fidèlement.

Même réponse enfin à ceux qui argueraient de ce fait, très réel, que l'on rencontre souvent une inégalité de grandeur entre les deux côtés de la face dans les figures des meilleurs maîtres. Oui, il en existe beaucoup d'exemples au Musée des antiques; mais parmi ces exemples même, pas la moindre apparence de torticolis; et cela sert encore à prouver tout ce qu'a de spécial, de personnel, pour ainsi dire, une vraie difformité.

Résumé des caractères.

Inclinaison de la tête à droite; courbure du cou à convexité gauche ; inclinaison du cou à gauche et un peu en avant; réduction générale du côté droit de la face ; léger abaissement de l'œil droit : tels sont donc, en dernière analyse, les caractères de la figure d'Alexandre sur l'hermès du Musée (1). Pour qu'ils soient identiques avec ceux qui sont propres au torticolis par rétraction du sterno-cléido-mastoïdien droit, il n'y manque que la rotation de la tête et sa flexion en avant. La face devrait regarder un peu en bas et à gauche; elle regarde plutôt horizontalement et un peu à droite. Cette circonstance, comme on va voir, est peu importante dans l'espèce. Un individu atteint de torticolis qui, habituellement et *au repos*, a la tête inclinée sur une épaule — soit l'épaule droite — et la face tournée du côté opposé et inclinée en avant, n'est pas privé pour cela de la faculté de regarder en face ou à droite. Seulement, comme ce double mouvement d'élévation et de rotation, inverse de celui qu'avait produit le raccourcissement du sterno-mastoïdien, ne peut avoir lieu sans éloigner l'un de l'autre les deux points d'insertion du muscle déjà tendu, le sujet est forcé instinctivement, pour relâcher la corde et lui donner du jeu, d'exagérer l'inclinaison de la tête à droite, celle du cou à gauche, et la courbure de la colonne cervicale. Or, c'est justement la nécessité où se trouve celui qui, voulant faire exécuter son portrait, s'applique à regarder l'artiste en face, ou à prendre l'attitude qui lui permet le mieux de dissimuler une partie de sa difformité, comme de regarder un peu du côté opposé à celui où la tête tourne habituellement. Une conjecture de ce genre, appliquée à Alexandre, qui posait pour la postérité, et qui avait pris soin, au rapport des historiens, de répandre partout ses images, n'a rien que de très admissible.

(1) En y joignant les cheveux implantés bas (Petit-Radel) et rejetés en sens contraire sur les côtés de la tête et en arrière, l'empreinte circulaire que les uns attribuent au diadème persan et les autres au casque, on aura l'ensemble des caractères qui distinguent la figure d'Alexandre.

Interprétation des caractères.

On doit voir clair maintenant dans le désaccord des auteurs et dans l'inexactitude de leurs interprétations. Les uns ont considéré dans la figure, uniquement ses rapports avec une verticale élevée du milieu du sternum ; ils ont vu que le cou s'inclinait à gauche de la verticale ; et comme, dans le langage usuel, on appelle *tête* tout ce qui est au-dessus des épaules, ils ont dit que la tête penchait du côté gauche. Les autres n'ont regardé qu'à la position de la tête relativement au cou, et ils ont constaté qu'elle s'inclinait à droite. Quelques uns ont aperçu le relief du sterno-mastoïdien gauche soulevé par la colonne cervicale, et, ignorant le mécanisme physiologique des mouvements de cette région, ils ont cru, l'un que le gonflement de ce muscle avait attiré le cou (c'est-à-dire, dans son langage, la tête) vers l'épaule gauche ; l'autre, que ce gonflement avait repoussé la tête du côté opposé. Petit-Radel a supposé, d'après quelques mots d'Apulée, qu'Alexandre la rejetait en arrière ; et au premier coup d'œil, l'hermès semble offrir cette disposition, mais on voit bientôt qu'elle n'est qu'apparente. Comme le cou et la tête étaient attirés en avant par le muscle, la tête, pour regarder en face, a été obligée de se relever un peu ; et peut-être forme-t-elle en arrière, avec le cou, un angle plus aigu qu'à l'état normal. Mais à coup sûr, elle n'est pas renversée en arrière dans le vrai sens du mot, c'est-à-dire au-dessous du plan horizontal.

C'est cette concordance si remarquable de tous les caractères de la figure qui donne le droit d'affirmer, comme nous le disions plus haut, qu'il s'agit d'un véritable portrait, pour lequel le modèle a posé avec autant de simplicité que pouvait en mettre un tel personnage, et où l'artiste, abandonnant tout à fait la manière héroïque, s'est appliqué à reproduire fidèlement les traits. M. de Clarac a donc pris le contre-pied de la vérité quand, exagérant l'importance de la dégradation, il a dit (1) que l'hermès « offre

(1) *Description du Musée des antiques*, in-12, p. 62.

avec moins d'exactitude, peut-être, que les médailles, le portrait du héros. » La sévérité des lignes, la fermeté des traits, semblent se rapporter à une période avancée de la vie d'Alexandre, mort, comme on sait, à trente-deux ans. Cette période pourrait être fixée approximativement, si la dépression circulaire de la chevelure indiquait la trace du diadème persan ; mais, en tout cas, le rapport de l'âge probable du modèle avec le degré assez avancé d'une difformité qui toujours augmente avec le temps mérite d'être signalé.

Confirmation des caractères par les témoignages historiques.

Je devrais peut-être terminer ici ce travail, dont le but était seulement d'établir un fait. Cependant, comme un défaut d'accord entre le témoignage des historiens sur l'habitude physique d'Alexandre et les caractères assignés plus haut à la figure tendrait à infirmer mes observations, je demande la permission de rechercher en quelques mots si, réellement, le texte des auteurs est pour ou contre mon appréciation.

A ne consulter que les auteurs modernes, il serait acquis à l'histoire qu'Alexandre portait la *tête* penchée vers l'épaule *gauche*. Ce sont les termes dont se sert de Sainte-Croix (1), qui a porté sur tout ce qui concerne l'histoire du conquérant une attention pourtant si scrupuleuse. Barthélemy, qui écrivait quelques années plus tard, les répète textuellement. Ils passent ensuite dans les biographies, les recueils artistiques, ainsi qu'on l'a vu plus haut, et deviennent, pour ainsi dire, traditionnels. Mais, en remontant aux sources, on reconnaît que le texte des anciens historiens, s'il a le défaut d'être très incomplet, ne justifie aucunement la version commune et ne contient rien qui ne s'accorde entièrement avec les caractères de l'hermès. Un seul auteur ancien parle en termes précis de l'attitude proprement dite : c'est Plutarque (2). On consulterait en vain, sous ce rapport, ceux même

(1) *Examen des histoires d'Alexandre*, édition de 1804, p. 506.
(2) *Vie d'Alexandre*.

qui se sont occupés spécialement d'Alexandre, et Diodore de Sicile (1) en son XVIIe livre, et Arrien, tant cité par les écrivains postérieurs (2). Il ne faut pas compter l'histoire de Quinte-Curce, où ce qui concerne Alexandre fait partie du supplément ajouté dans les temps modernes (3). On ne peut donc s'adresser qu'à Plutarque. Or, voici ses propres paroles : « ἀνάτασιν τοῦ αὐχένος εἰς εὐώνυμον ἡσυχῇ κεκλιμένου ; » mot à mot : *tension du cou doucement incliné à gauche*. C'est donc proprement le *cou* et non la tête qui penchait sur l'épaule gauche, suivant Plutarque. Et il se sert encore du même mot dans la vie de Pyrrhus, quand il fait cette réflexion : « que Pyrrhus imitait d'Alexandre ses exploits, tandis que les rois successeurs du conquérant imitaient sa manière de s'habiller *et de pencher le cou*. » C'est peut-être cette expression ἀνάτασιν, signifiant aussi *allongement*, qui a fait dire à quelques auteurs qu'Alexandre avait le *cou élevé*, *cervice celsa*, comme dit Solin (4), ou la *tête haute*, d'après la version de Sainte-Croix et de Barthélemy ; mais *allongement* ne veut pas dire longueur, et il est certain que, sur l'hermès, le cou est allongé seulement sur le côté gauche par suite de l'inflexion qu'il a subie. En ce qui concerne la déformation et la réduction de la face, aucune indication dans aucun auteur. Quelques uns s'aventurent à affirmer qu'Alexandre était beau de visage ; *beau sans art*, suivant Élien (5) ; *de traits réguliers*, suivant de Sainte-Croix, qui s'en rapporte à Arrien, et Barthélemy qui, là comme en d'autres lieux, copie Sainte-Croix. Or, Arrien, le plus ancien des auteurs qu'on puisse consulter sur ce point (IIe siècle) ne dit sur le physique d'Alexandre que ceci : τό τε σῶμα κάλλιστος (6). Or, σῶμα ne désigne pas la figure, mais bien le corps ou la personne. Alexandre était très beau de sa personne, voilà ce qu'a écrit Arrien, et non qu'il était *d'une superbe figure*, ainsi qu'on le lui fait dire dans l'*Exa-*

(1) *Bibliothèque historique.*
(2) Arrien, *De l'expédition d'Alexandre.*
(3) Livre Ier du Supplément de Freisheim, collection Nisard.
(4) Solinius, *De situ et mirabilibus orbis.*
(5) *Historiæ variæ*, lib. XII, cap. 14.
(6) *De l'expédition d'Alexandre.*

men des historiens. Ceux qui ont tiré de la beauté convenue d'Alexandre un argument contre l'authenticité du buste ne s'appuient donc pas sur une donnée solide. Et j'ajoute que la beauté du visage, celle surtout qui convient à un conquérant, ne consiste pas précisément dans l'harmonie des traits. L'Alexandre du Musée est beau, même dans sa difformité ; encore est-il possible, comme il a été dit dans l'*Introduction*, que le copiste ait exagéré les irrégularités du portrait primitif.

Comme on a souvent parlé de l'expression particulière des yeux d'Alexandre, j'ai recherché s'il y avait quelque analogie entre ce qu'en disent les auteurs et la déformation de l'œil droit propre à l'hermès ; mais je n'ai rien trouvé de satisfaisant. Plutarque note une certaine expression *humide*, « τὴν ὑγρότητα τῶν ὀμμάτων, » ce qu'on appellerait aujourd'hui des yeux *noyés*, genre de beauté fort estimé chez les Grecs et les Latins, et qu'il attribue aussi à Pompée. Je ne sais d'où Freisheim a tiré le caractère qu'il donne, dans son Supplément à Quinte-Curce (1), et qui consiste dans la couleur bleue de l'œil gauche et noire de l'œil droit. Solin (2) note le brillant des yeux, *lætis oculis et illustribus*, caractère relevé par plusieurs écrivains modernes. Enfin un auteur peu consulté, Adamantius, dans son traité de *Physiognomonie*, au chapitre intitulé : Περὶ ὀφθάλμων παλλομένων, attribue au héros macédonien des yeux *palpitants* ou *bondissants* (3).

Que les artistes et les archéologues décident du parti qu'on pourra tirer de toutes les remarques précédentes pour l'interprétation des figures qui ont été ou pourront être, dans l'avenir, rapportées au conquérant macédonien. Désireux de ne pas risquer mon incompétence dans des questions de ce genre, je me bornerai à résumer les conséquences générales qui me paraissent découler de cette étude :

1° L'antique connu sous le nom d'hermès Alexandre représente un personnage atteint d'un torticolis par raccourcissement du muscle sterno-mastoïdien droit.

(1) Livre 1er du Supplément.

(2) *De situ et mirabilibus orbis.*

(3) *Adamantii sophistæ physiognomonicon*, in-12.

2° L'un des éléments de la difformité, l'inclinaison du *cou* à gauche, est en rapport avec la tradition historique, et concourt, avec les témoignages déjà reconnus de l'authenticité du monument, à établir qu'il s'agit réellement d'Alexandre.

3° La représentation exacte et minutieuse des éléments de la difformité, ne pouvant être due au hasard du ciseau, atteste, ce dont on n'avait jusqu'ici aucune preuve, que l'antique est un portrait fidèle.

4° Enfin, si l'antique est un portrait, comme Lysippe avait seul le privilége de représenter Alexandre par la statuaire, mes observations confirment l'opinion déjà accréditée, que nous possédons la copie exacte d'une œuvre de Lysippe.

II. — FIGURE DE ZÉNON (1).

Comme sur l'Alexandre, la tête est sensiblement penchée à droite et le cou incliné à sa base vers l'épaule gauche; la tête et le cou sont déjetés à gauche d'une verticale élevée du milieu du sternum. La gaîne étant étroite, les épaules sont coupées très court; elles le sont à égale distance de la ligne médiane. Le muscle sterno-mastoïdien gauche, plus oblique que celui du côté opposé, est, dans son quart inférieur, comme couché sur la clavicule. Il est très rapproché du larynx, qui a suivi entièrement le cou dans son déjètement à gauche, et s'est éloigné du sterno-mastoïdien droit. La demi-face droite a subi une atrophie caractérisée par une dépression générale, l'aplatissement de la tempe, la forme anguleuse et le caractère osseux de la pommette, l'effacement du repli de la paupière inférieure, la position plus superficielle de l'œil droit. Jusque-là le buste de Zénon est exactement le pendant de celui d'Alexandre, avec cette différence seulement, que

(1) C'est M. le docteur Andry qui, amené par occasion à s'occuper de mon travail sur la difformité d'Alexandre, a découvert une difformité analogue sur le Zénon.

la difformité, dans quelques uns de ses éléments, est moins prononcée sur le premier que sur le second. En mesurant du lobule de l'oreille à une ligne horizontale fictive marquant la naissance des épaules, la différence entre les deux côtés est la même sur les deux bustes (1 centimètre 9 millimètres) ; ce qui signifie qu'il y a eu une même somme d'allongement du côté gauche, par suite de l'inclinaison de la tête à droite et de la courbe à convexité gauche que le cou a décrite pour rejoindre la tête; mais la déformation de la face est moindre sur le Zénon. Le collier de barbe, n'offrant pas de point de repère fixe, ne permet pas de mesurer avec exactitude la distance qui sépare le bord de la mâchoire inférieure de l'angle externe de l'œil (elle était sur l'Alexandre de 6 millimètres plus petite à droite qu'à gauche); mais une mesure peut être prise rigoureusement du lobule de l'oreille au milieu du menton, parce qu'il n'y a qu'à adopter un point fixe sur une ligne abaissée verticalement de la cloison du nez, et l'on trouve alors, entre les deux côtés, une différence de 4 millimètres seulement: il y en avait une de 1 centimètre 2 millimètres sur l'Alexandre. Enfin, du lobule de l'oreille à l'aile du nez, pas la moindre différence entre le côté droit et le côté gauche, tandis que, sur l'Alexandre, il y en avait une de 8 millimètres.

Voici maintenant ce qui distingue la figure de Zénon de la précédente:

1° Le nez de l'Alexandre ayant été restauré jusque tout près de l'attache des ailes, il n'y avait pas à tenir compte de sa conformation. Le nez du Zénon aussi a été restauré, mais l'attache de l'aile gauche et presque toute l'aile droite sont antiques. Or, cette dernière est visiblement relevée, écartée en dehors, ce qui donne à la narine de ce côté une ouverture anormale.

2° Sur l'Alexandre, l'œil droit était légèrement abaissé ; sur le Zénon, il est situé plus haut que l'œil gauche, ou plutôt les angles internes des deux yeux se correspondent assez exactement, tandis que l'angle externe droit est plus élevé que le gauche. Une mesure prise de l'angle externe au milieu du menton donne une différence de 3 millimètres entre les deux côtés.

3° En notant sur l'Alexandre l'élargissement de l'épaule droite, je n'avais pas cru devoir ajouter qu'elle est plus élevée que celle du côté opposé ; je ne voulais pas faire entrer dans un problème déjà complexe un élément *consécutif, non essentiel*, du vice de conformation ; mais la surélévation de l'épaule droite est trop marquée sur le Zénon, et se lie trop étroitement, comme on verra, à d'autres caractères de la difformité, pour que je ne la signale pas ici.

4° Enfin, le cou de l'Alexandre décrivait, dans toute sa longueur à peu près, une légère courbe à convexité gauche, et tout ce côté était plus plein, plus renflé que le droit. Le cou du Zénon est courbé dans le même sens ; en le regardant de face, on voit très bien que le côté droit est un peu concave, tandis que le gauche est rectiligne ou même un peu convexe. Mais, de plus, le cou a subi un mouvement de torsion d'arrière en avant et de droite à gauche ; mouvement très différent, au moindre coup d'œil, de la rotation physiologique, et par suite duquel la face antérieure, regardant un peu à gauche, proémine d'une façon singulière dans sa moitié droite, tandis que sa moitié gauche est fuyante.

Arrêtons-nous un instant sur cet ensemble de dispositions. Je l'ai dit dans l'*Introduction*, quelque vraisemblable que soit la conjecture de Visconti, on n'est pas assuré, néanmoins, de posséder dans le marbre l'explication orthopédique de l'attitude attribuée à Zénon par les biographes, puisque la dénomination du marbre n'est qu'une déduction tirée précisément du port de la tête. Ce serait faire un cercle vicieux. Mais laissant le personnage et nous attachant seulement à la figure, que voyons-nous ? Tout un ensemble de caractères déjà rencontrés sur l'Alexandre, et qu'on n'osait accepter comme l'expression d'une difformité. On disait : Le marbre a été corrodé par l'humidité du sol, il était peut-être couché en terre sur le côté droit ; et voilà pourquoi le côté droit de la face est appauvri. Eh bien ! en voici un autre qui ne porte aucune trace de corrosion, sur lequel les deux côtés du visage sont également lisses et bien conservés ; et pourtant le côté droit est réduit, la pommette est plus saillante, l'œil droit est plus superficiel, le repli de la paupière inférieure est effacé, etc. De plus, il est un tout petit caractère de l'atrophie faciale consécutive au torticolis, caractère siégeant dans les narines, qui n'avait pu être recherché sur l'Alexandre, dont le nez a presque complétement disparu. Sur le Zénon, une bonne partie des ailes du nez est conservée, et ce caractère se retrouve de la façon la plus évidente; il s'agit de l'écartement de l'aile droite en dehors, par suite de la traction de la peau. (Voyez page 14.)

A côté de ce groupe d'altérations, portant spécialement sur la *déformation* des traits, il y en a un autre qui affecte seulement *l'attitude:* ce sont les inclinaisons alternes de la tête et du cou. Ici l'objection tirée du raccordement des parties, et déjà dirigée contre l'Alexandre, sera sans doute appliquée au Zénon; car le cou n'est qu'ajusté sur la gaîne, qui est moderne. Mais d'abord, qui ne voit combien est significative une telle parité dans la combinaison et l'agencement des caractères de différents ordres sur les deux figures. L'une et l'autre ont la face atrophiée du côté de l'inclinaison de la tête, et de ce côté seulement; le cou incliné en sens inverse de la tête, et non dans un autre sens. Et ce rapport des divers éléments de la figure est précisément tel que la science orthopédique l'a déterminé! N'y a-t-il pas là déjà de quoi diminuer l'importance attribuée au raccordement? Et mettre la parité sur le compte du hasard, n'est-ce pas comme si l'on refusait de rattacher à une communauté d'origine la ressemblance de deux jumeaux?

Mais il y a plus, le Zénon n'est pas, sous ce point de vue, susceptible des mêmes objections que l'Alexandre. En effet, on ne peut pas dire qu'il ait été fracturé; point de pièces de rapport, point de lacune dans le monument primitif. Une simple ligne indique que le tronc et les parties supérieures ne sont pas du même morceau. Or, personne n'ignore que les anciens ne sculptaient souvent que la tête de leurs personnages, et l'adaptaient ensuite soit à une gaîne, soit même à un corps de fantaisie. On accordera bien qu'ils apportaient quelque soin à ce travail. Si donc celui des deux fragments qui est primitif n'offre pas de lacunes sensibles, il est permis de regarder l'inclinaison du cou comme l'œuvre du statuaire, et non comme l'effet d'une restauration défectueuse.

Veut-on que le raccordement ne soit pas mathématiquement exact? Notez d'abord que, sur le Zénon comme sur l'Alexandre, la naissance des épaules est comprise dans le morceau supérieur, et a dû régler d'avance la position respective du cou et des épaules; que, sur la première figure, le morceau supérieur comprend une plus grande part de l'épaule gauche que de la droite, contrairement à ce qui existe sur la seconde, et que néanmoins sur toutes deux le cou s'incline du même côté. Mais on va voir que cet ordre de considérations devient inutile, tant le rendu de la difformité sur cette partie de la figure est net et saisissant. L'Alexandre même n'a rien qui égale une si étonnante fidélité d'imitation.

J'ai dit plus haut que le cou du Zénon, considéré en avant, est proéminent dans la longueur de sa moitié droite, et fuyant dans sa moitié gauche; que, de plus, l'épaule droite est beaucoup plus élevée que la gauche. Or, déformation de l'épaule et déformation du cou sont la représentation extérieure la plus vraie des changements *nécessairement* amenés dans la charpente osseuse par le torticolis ancien. Ce point intéresse si curieusement l'histoire de l'art grec, que je ne crains pas d'entrer dans quelques développements.

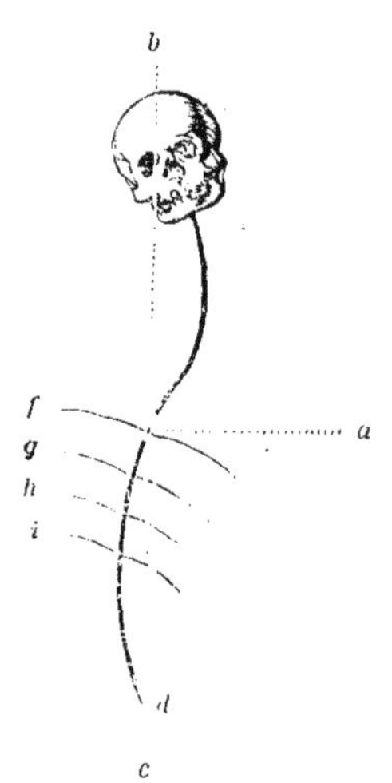

On se rappelle (voyez page 13) que, dans le torticolis avec inclinaison de la tête à droite, un axe supposé passer par le cou et la tête décrit un arc de cercle à concavité droite, incliné à son extrémité inférieure (*a*) sur l'épaule gauche et brisé à l'autre extrémité par le déjètement brusque de la tête (laquelle reste néanmoins à gauche d'une verticale (*bc*) passant par le milieu de la poitrine). A mesure que la difformité devient plus ancienne, la tige osseuse du dos (*ad*), pour obéir à certaines lois d'équilibre, s'incurve dans un sens opposé à la courbure cervicale, et, à la longue, plusieurs courbures alternes peuvent se succéder jusqu'à la partie inférieure de l'épine. La flexion un peu anguleuse de la tige osseuse du cou sur celle du dos au point *a*, flexion permise par certaines dispositions anatomiques, forme le point de jonction des courbures cervicale et dorsale. On voit par la gravure ce qui doit en résulter : exhaussement de toutes les parties adhérentes au côté convexe de la colonne dorsale, par conséquent des côtes *f*, *g*, *h*, *i*, et de toute l'épaule, avec abaissement des parties opposées. C'est ce qui avait lieu sur l'Alexandre; c'est ce qu'on voit beaucoup mieux encore sur le Zénon. Maintenant, dans les torticolis anciens, par suite de circonstances anatomiques et physiologiques inutiles à indiquer ici, toute portion de colonne qui s'incurve latéralement, se *tord* en même temps de telle sorte que la partie antérieure tend à se porter du côté de la convexité de la courbure, et cela d'autant plus qu'on se rapproche davantage du sommet de l'arc décrit. Cette loi est due encore à celui qui a tant fait pour l'histoire du torticolis et des déviations de l'épine, à M. J. Guérin. La figure ci-jointe donne aisément l'idée de ce mouvement.

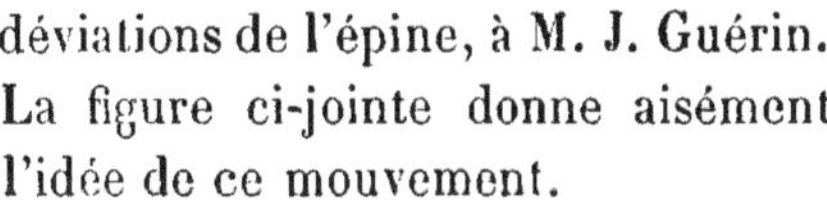

Sur cette courbure à convexité gauche, composée de cinq vertèbres, on voit que la première vertèbre se présente de face ; la seconde un peu de trois quarts, montrant en raccourci son côté droit ; la troisième encore un peu plus tournée dans le même sens ; la quatrième tendant, au contraire, à ramener sa partie antérieure en avant et placée à peu près dans la même position que la seconde ; la cinquième enfin montrant toute sa face antérieure comme la première. Cette portion de colonne a donc subi une véritable torsion. Eh bien, c'est ce mouvement de la tige osseuse articulée que traduit admirablement le cou *tordu* du Zénon. Qui est un peu familier avec ce genre de difformité, devine, pour ainsi dire, dans la profondeur du marbre, le côté droit des masses vertébrales porté en avant et soulevant les parties molles, pendant que le côté gauche tend à s'enfoncer sous les muscles de la partie postérieure. En présence d'une telle revivification de la difformité par la statuaire, l'hypothèse d'une maladresse d'artiste ou d'un ajustement défectueux devient plus invraisemblable cent fois que celle du merveilleux esprit d'observation impliqué dans l'œuvre.

Quand je parle de talent merveilleux, je n'entends pas appliquer le mot au buste du Musée, mais au portrait primitif dont celui-ci est sans doute la copie. Car il faut tout dire, sur un point je crains que la copie ne soit pas très exacte. L'élévation de l'œil droit est un trait qui n'appartient ni au torticolis, ni à aucune autre difformité complexe de la face. S'il s'agissait d'un portrait original, je n'admettrais pas volontiers qu'un artiste assez fin pour avoir aperçu sur le vivant des accidents délicats comme ceux dont il est question, et assez habile pour les avoir rendus avec tant de vérité, ait pu commettre une faute dans la reproduction de l'appareil oculaire; et alors il faudrait supposer que le personnage portait à la fois deux difformités, à savoir, un torticolis et une surélévation de l'œil droit. Mais outre que le fait serait assez étrange, la médiocre exécution du buste, supposant un praticien de second ordre, autorise à conjecturer qu'on a pu réussir à rendre exactement certains détails, tout en péchant sur d'autres. Cela n'a rien que de très ordinaire. Du reste, je me borne à signaler l'irrégularité, qui n'enlève absolument rien à la signification des autres caractères de la figure. Sur cette question d'orthopédie, la science est assez fortement constituée pour n'être pas déroutée par un trait anormal jeté au milieu des caractères spécifiques d'une difformité.

Je termine par une remarque. La sagacité pénétrante des artistes devance quelquefois la science dans l'observation de la nature. L'Alexandre et le Zénon en sont des exemples frappants. Mais ils servent aussi à montrer ce que l'observation gagne de sûreté et d'étendue, quand elle peut procéder à la lumière de notions scientifiques et de principes préétablis. Les notions, les principes dont je me suis servi, je suis d'autant plus à mon aise pour en prôner les avantages qu'ils ne m'appartiennent pas, comme je me suis fait un devoir de le dire. On a vu comment il en était sorti une interprétation plus complète, et j'espère, plus juste, de l'hermès Alexandre. J'en puis dire autant, à cette heure, de l'hermès Zénon. Aucun auteur n'avait indiqué les vrais, les principaux éléments de la caractéristique. Ce reproche atteint même Visconti, qui ne s'occupe que du Zénon du Vatican ; il peut surtout s'adresser à Bouillon qui, dans son *Musée*, a évidemment méconnu la plupart des traits de la difformité sur le Zénon de Paris (1).

(1) Désireux de savoir quels rapports il y avait entre le Zénon de Paris et celui du Vatican, j'ai demandé quelques renseignements au docteur F. Jacquot, médecin en chef de l'hôpital militaire de l'expédition. La réponse que je reçois au moment de mettre sous presse complète, de la manière la plus heureuse, l'interprétation qui précède. Sur le Zénon de Rome, la tête est fortement inclinée à droite, et toute la demi-face correspondante est aplatie, atrophiée en tout sens. L'orbite droit est même plus petit que le gauche, tous les traits sont en même temps *abaissés*. Sur ce point, les termes de la description méritent d'être rappelés : « Supposez, dit la lettre, une main appliquée sur le côté droit d'une tête de caoutchouc et la pressant de haut en bas, vous aurez une idée exacte de la déformation de la face. » Les traits de ce côté sont donc situés plus bas qu'à gauche, *l'œil compris*, ce qui justifie l'hypothèse émise plus haut, que la surélévation de l'œil droit sur le buste de Paris est due à une faute de copiste. Cet œil est aussi plus superficiel, et le sillon qui circonscrit la paupière inférieure est moins profond que celui du côté opposé. Sous tous les rapports, les mesures de mon confrère expriment des différences, entre les deux côtés, plus grandes sur le Zénon de Rome que sur celui de Paris.

Il a constaté, comme moi, une surélévation et un bombement de l'épaule droite. Je regrette de n'avoir pas réclamé de son obligeance des détails précis sur la déformation du cou. Il est seulement certain que le côté gauche du cou est, sur le buste du Vatican, comme sur le nôtre, plus long que le côté droit.

Enfin, M. Jacquot a noté une *rotation* de la tête de droite à gauche, caractère habituel du torticolis avec *inclinaison* de la tête à droite. Ce caractère manquait sur le Zénon de Paris comme sur l'Alexandre, et j'en ai expliqué l'absence par une correction volontaire du modèle au moment où il posait pour son portrait.

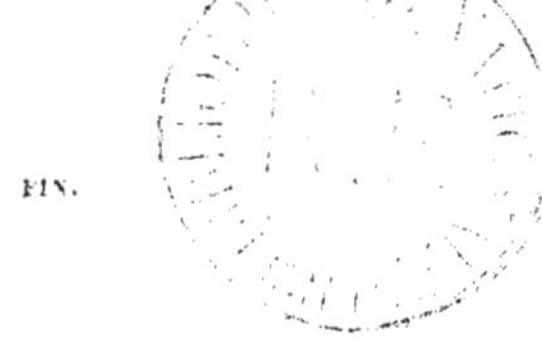

FIN.

Paris. — Imprimerie de L. Martinet, 2, rue Mignon.

www.ingramcontent.com/pod-product-compliance
Ingram Content Group UK Ltd.
Pitfield, Milton Keynes, MK11 3LW, UK
UKHW021041180726
13838UKWH00004B/1944